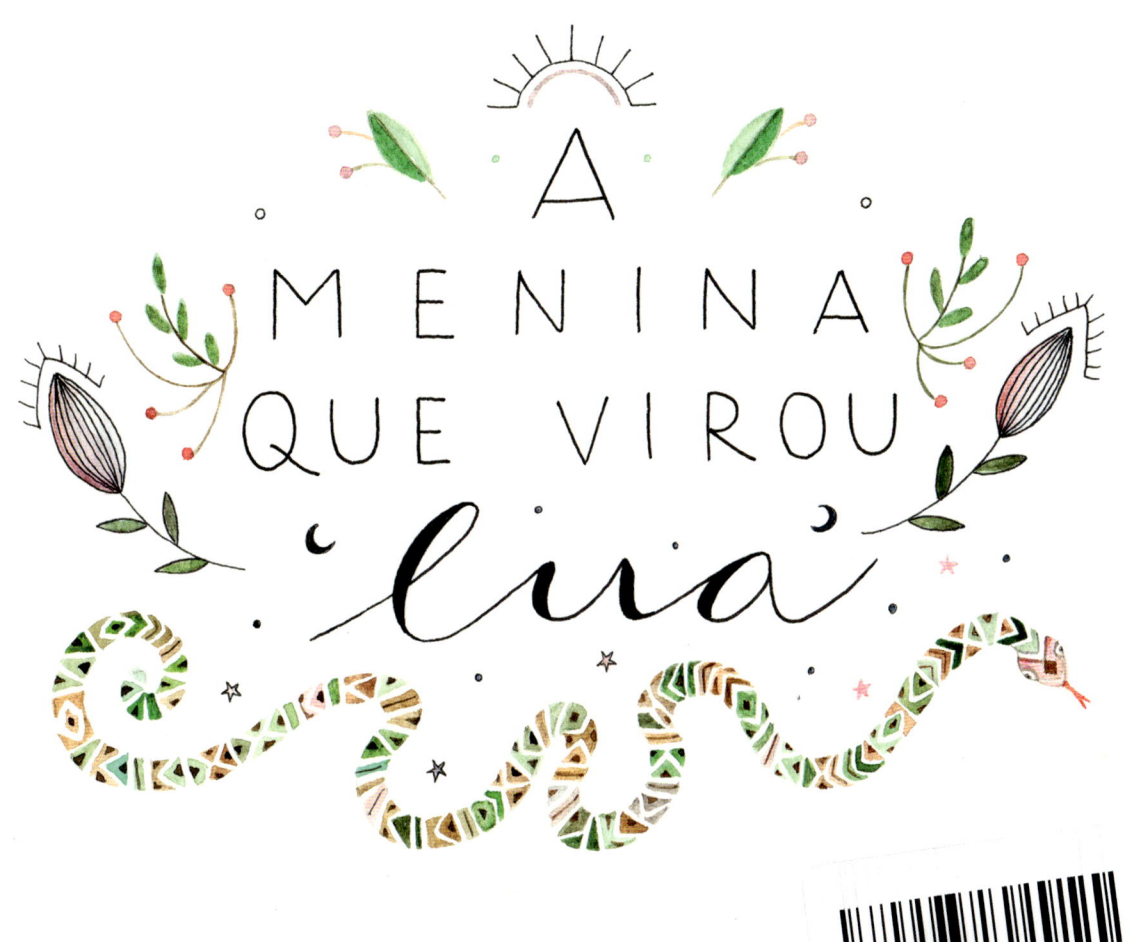

A menina que virou lua

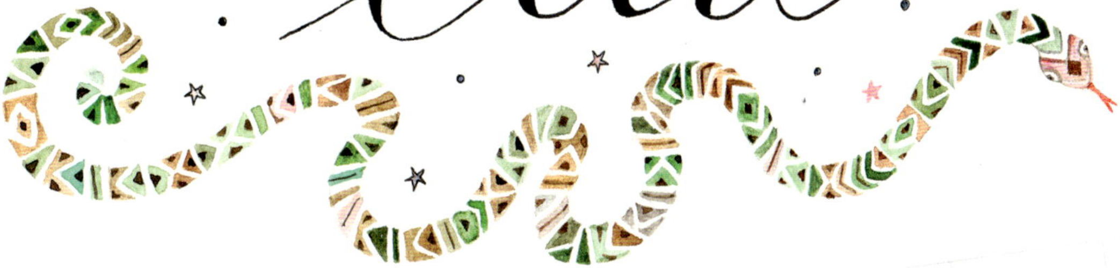

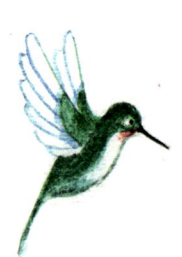

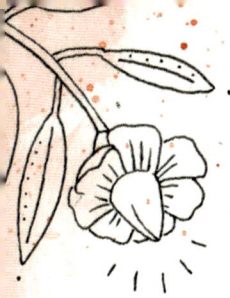

MENINA-MULHER,
FAÇA DE SEU CORPO O SEU
MAIS PRECIOSO ABRIGO.

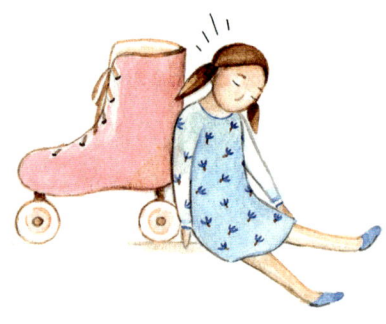

Ela, há pouco, muito se estranhava.
Seus ouvidos escutavam novas palavras não ditas.
Seus olhos miravam o que nunca antes haviam observado.
Seu cheiro também mudara,
como quem reconhece a si mesma em um novo tempero.
Na sua voz não cabia mais manha,
e o seu corpo já não cabia mais no colo.

Era qualquer coisa esquisita esse negócio de crescer…
Um ser sem se tornar,
um quase que ainda não,
esse meio sem volta e sem vai,
num eterno enquanto.
O início de um fim que se perde de vista.

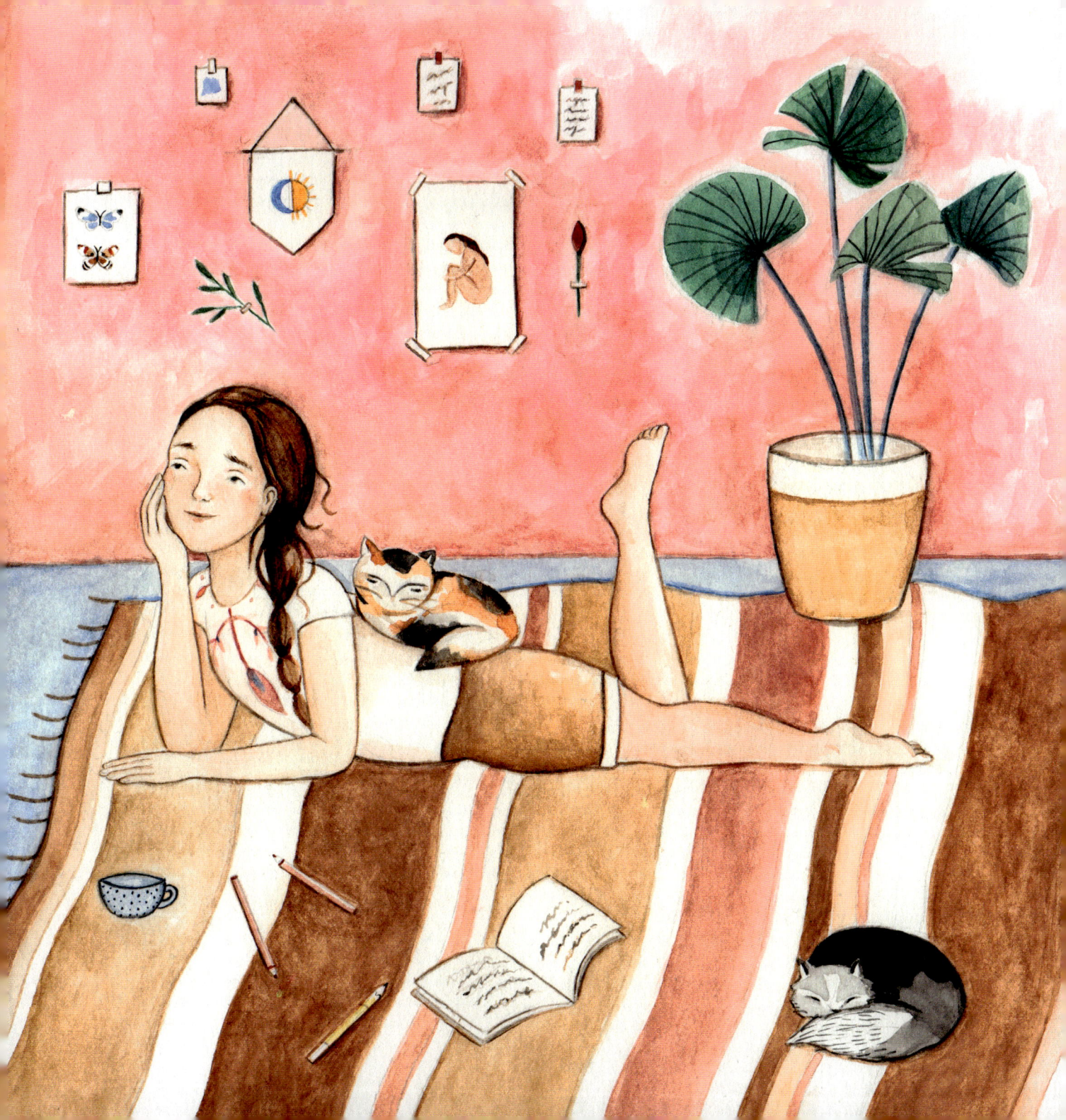

A pequena Menina, que recém aprendia a pensar sobre si mesma,
seguia seus dias como se estivesse tecendo
uma colcha de retalhos inacabada.
Uma espera silenciosa atravessada por um desconhecido destino.

Muito se ouvia das histórias sobre tornar-se mulher…
De todas as memórias, nenhuma escapava das reticências…
Não sabiam nem quando, nem como, nem onde.
A todas as pessoas careciam certezas,
e a outras tantas sobravam rumores.

Ali estava a Menina, a pequena, mergulhada no mar de dentro,
numa noite especialmente longa e escura.
Entre suspiros avoados, ruídos de pensamentos e sono não dormido,
uma misteriosa velha de estranhos encantos lhe prestou uma visita.
Uma aparição, assim, luminosa e obscura, diferente e familiar,
surpreendente e esperada.

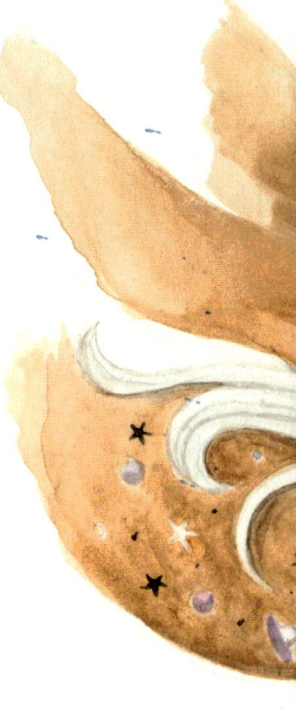

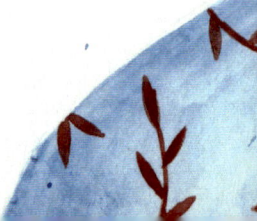

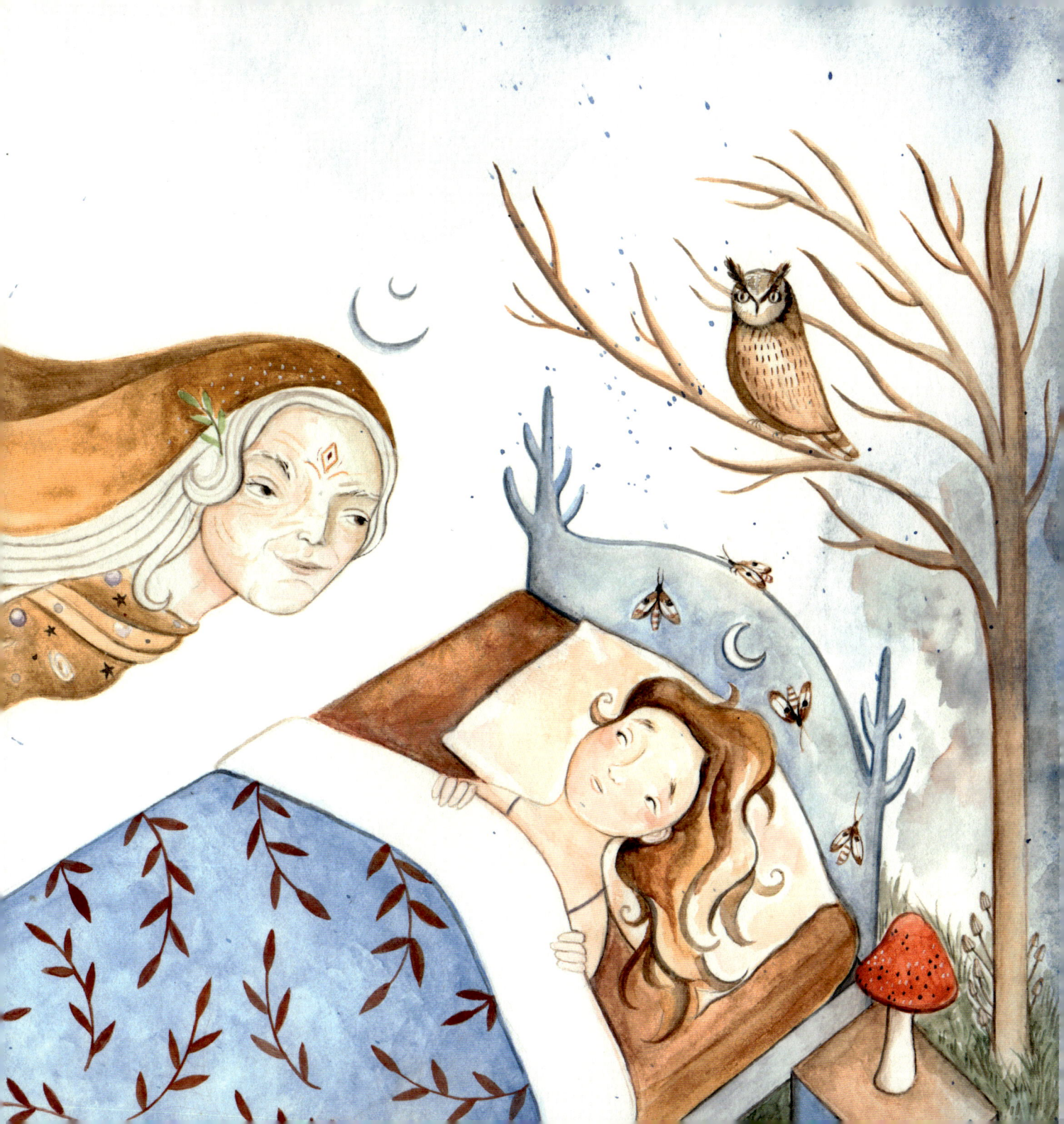

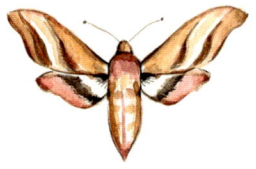

— Quem é você? — Perguntou a Menina esfregando o rosto, tentando tirar dos olhos aquilo que se enxerga mais do que existe.
— Sou uma avó, distante de corpo, mas perto de alma. Uma avó além dos tempos. — Sussurrou a velha se apresentando à Menina. — Sou uma avó tão, tão distante, que nem mesmo me lembro por quantas gerações estive por aqui, na dimensão mágica dos sonhos.

— Sinto que te conheço… — Respondeu a Menina enquanto coçava a cabeça tentando buscar, bem lá do fundo da memória, de onde vinha a tal lembrança.

— Está chegando a hora. — Disse a velha, interrompendo seus devaneios. — O seu sangue está vindo, a sua Lua já está a caminho!

— Sangue? — Respondeu a Menina. — Ah não… não estou pronta! Isso de crescer não é para mim! Ninguém me ensinou a ser mulher.
— Você pode não se dar conta — respondeu carinhosamente a velha —, mas a vida te preparou para este momento. Você só precisa confiar. Aliás, não tem jeito certo ou errado de ser mulher, cada uma é única.

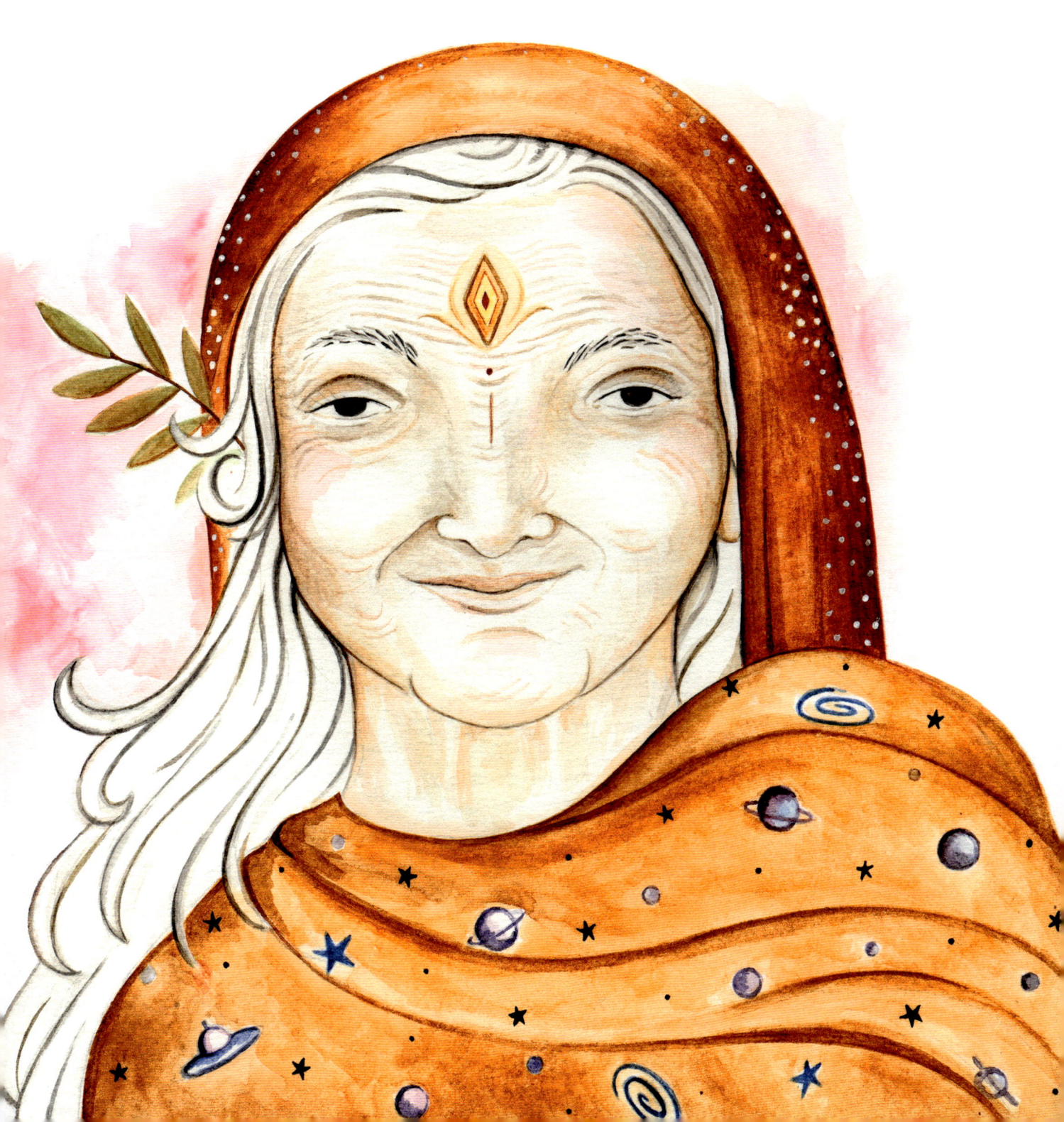

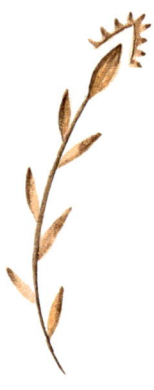

— E quem é você para falar sobre mim e sobre o que eu estou ou não pronta? Eu mesma não me conheço! Eu prefiro ficar desse jeito assim... de ser criança eu entendo. Nessa condição de menina, me garanto. Não é justo!

— Quem sou eu? — A velha retrucou. — Estou eternamente buscando essa resposta, assim como você. Entretanto, posso lhe dizer que sou uma avó que te cuida em silêncio, que te relembra em sussurros de onde você vem e para onde vai, que em brisa e sopro te aponta as direções. Sou aquela que, quando você se olha no espelho, te ajuda a enxergar além do seu reflexo; aquela que narra os contornos que em seu corpo se desvelam e os pelos que crescem e enfeitam a sua pele.

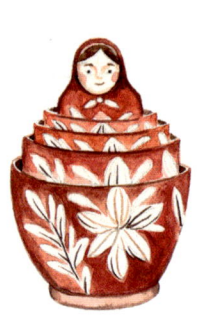

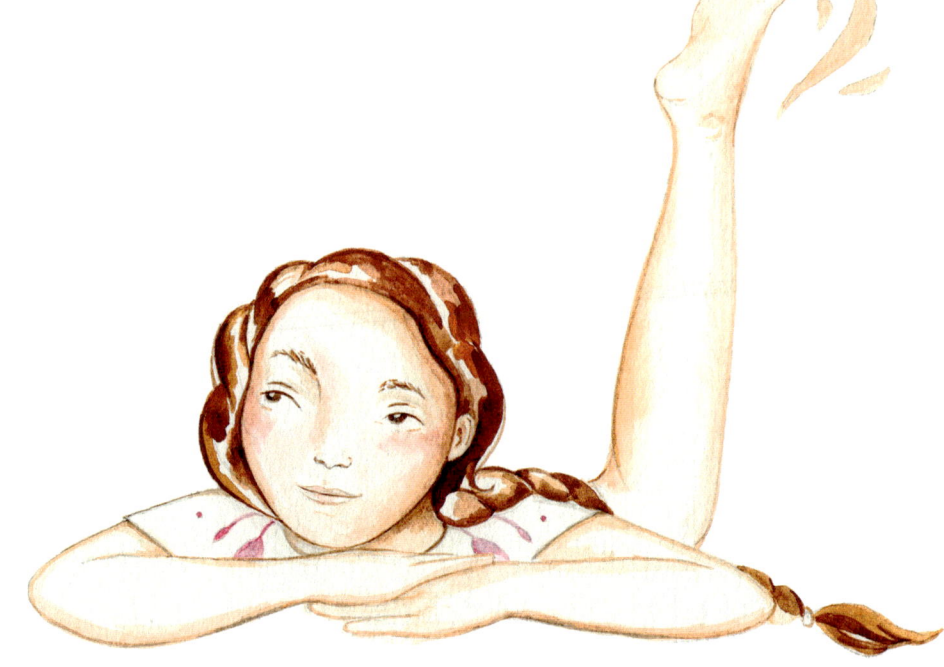

Eu sou a soma de todas aquelas que vieram
antes de você, e de todas as que virão.
O quarto foi tomado por um vazio profundo, de silêncio e respiro.

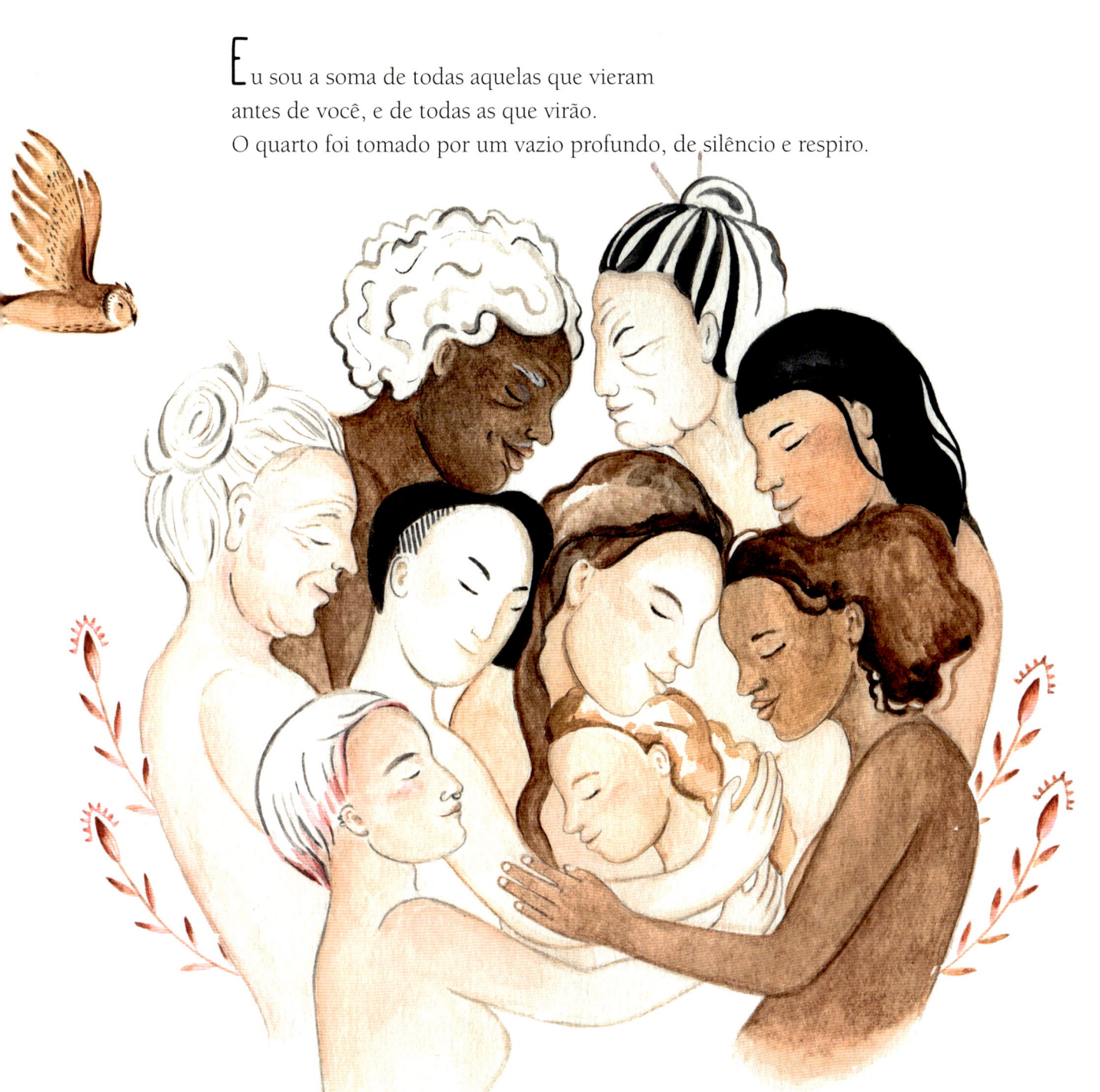

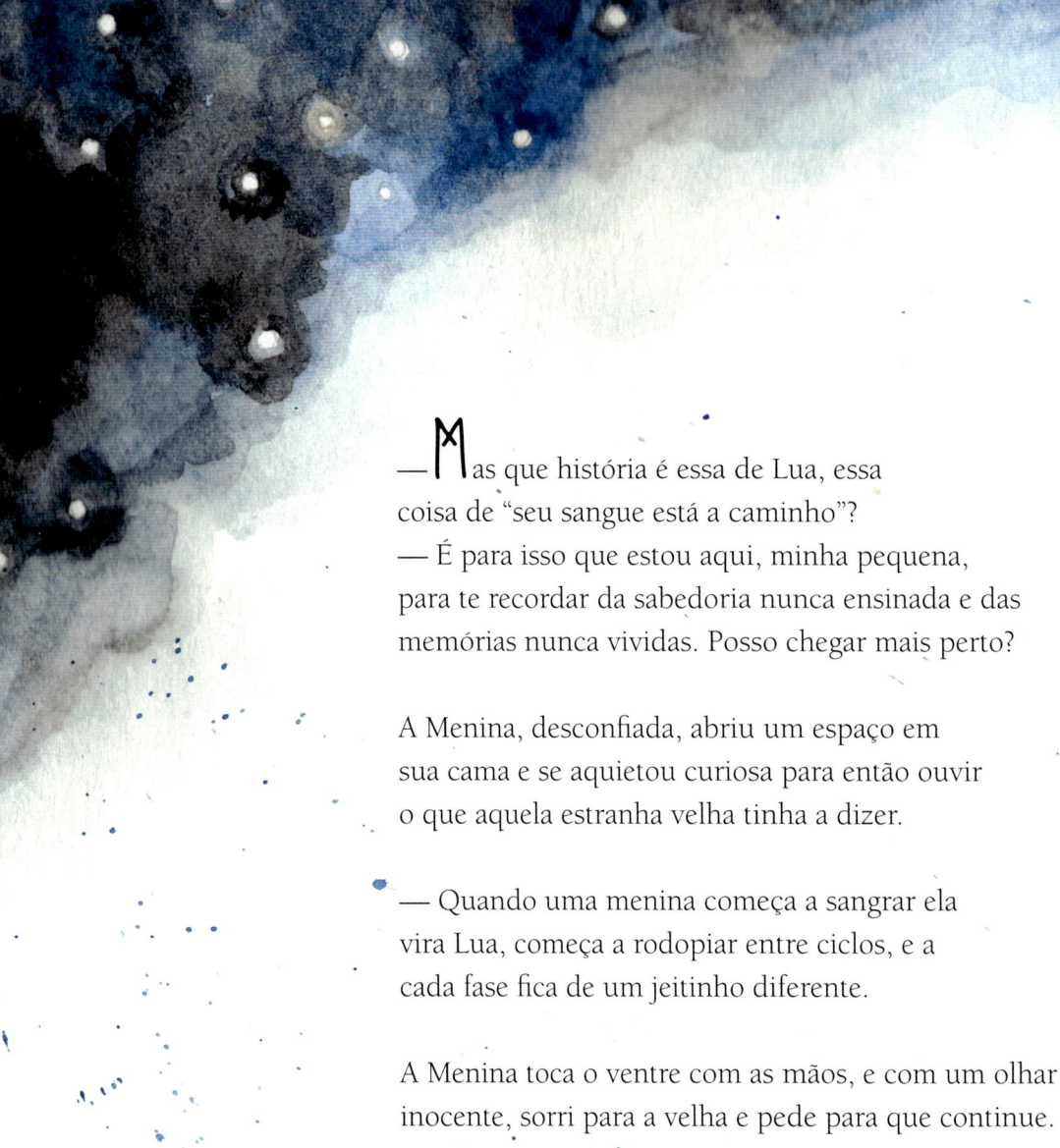

— Mas que história é essa de Lua, essa coisa de "seu sangue está a caminho"?
— É para isso que estou aqui, minha pequena, para te recordar da sabedoria nunca ensinada e das memórias nunca vividas. Posso chegar mais perto?

A Menina, desconfiada, abriu um espaço em sua cama e se aquietou curiosa para então ouvir o que aquela estranha velha tinha a dizer.

— Quando uma menina começa a sangrar ela vira Lua, começa a rodopiar entre ciclos, e a cada fase fica de um jeitinho diferente.

A Menina toca o ventre com as mãos, e com um olhar inocente, sorri para a velha e pede para que continue.

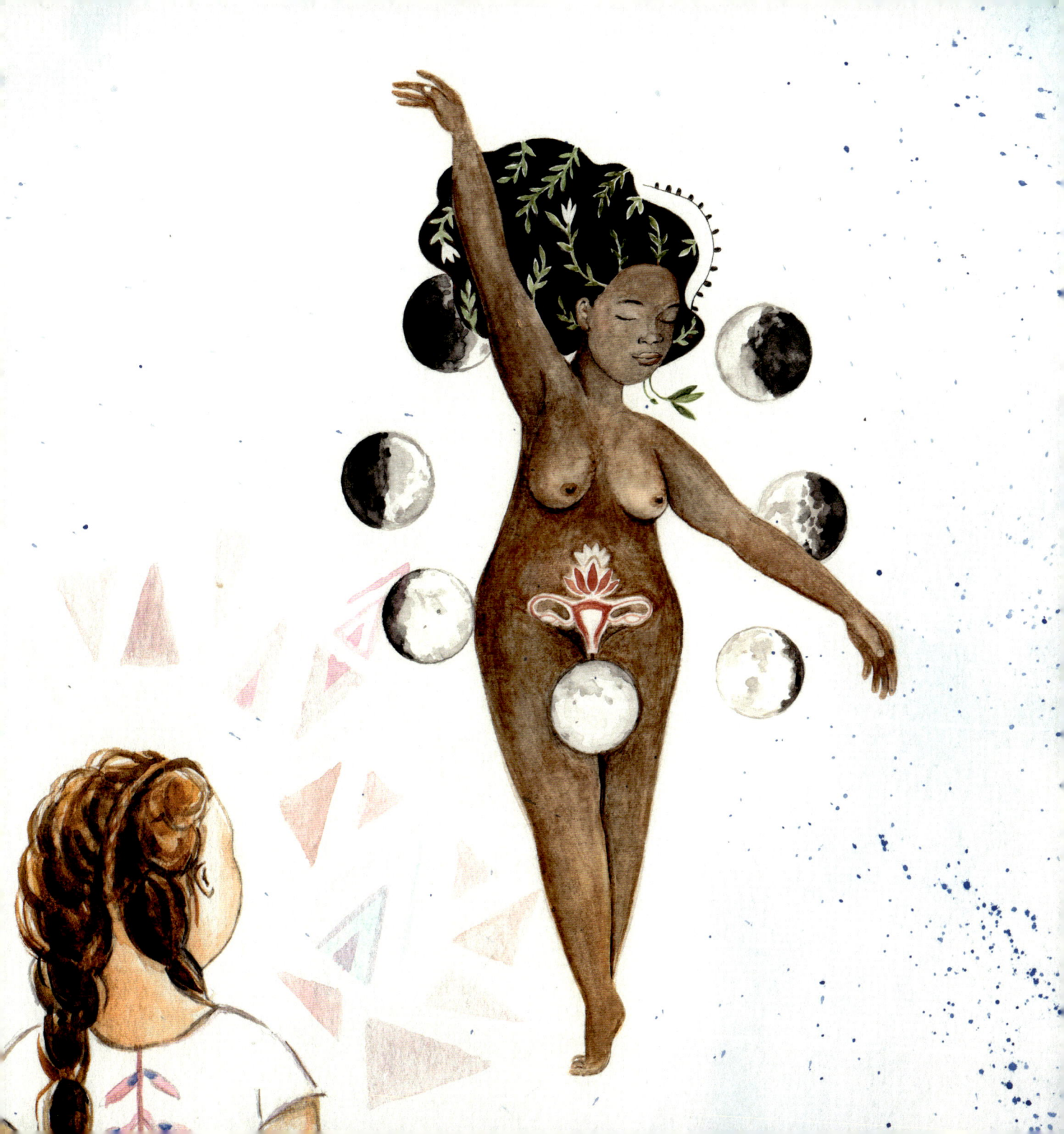

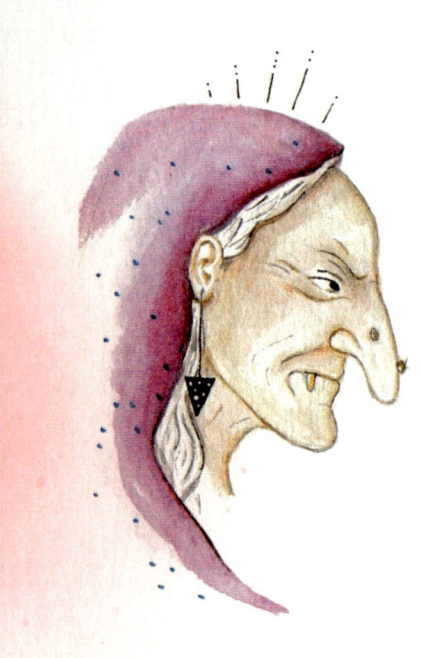

—Tudo começa com o sangramento, que vem pra te mostrar que o seu ciclo acabou de começar. Nestes dias, você vai conhecer a Lua Nova, que é como uma semente que ainda não germinou, um inverno frio, ou uma noite escura. Muitos desconversam sobre ela, outros, em sussurros, a descrevem como uma bruxa velha, com verruga peluda no nariz, dentes de comer ratos, e dedos de moer pulgas… em cores de sangue vivo, olhos oblíquos, um cheiro visceral e mistérios tenebrosos desta tal. Como um útero que sangra, ela é muitas vezes temida, e nos ensina o poder da mais pura e ancestral sabedoria do feminino.

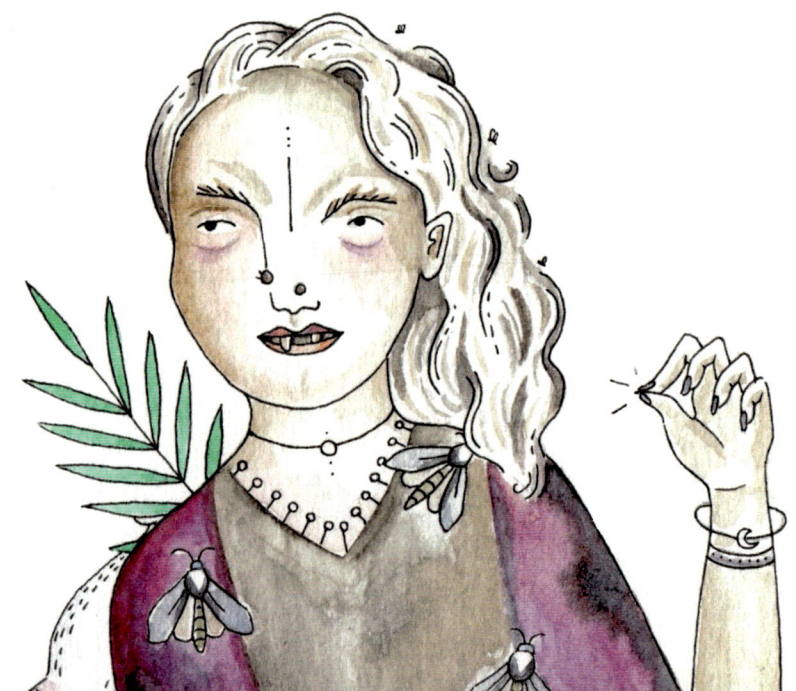
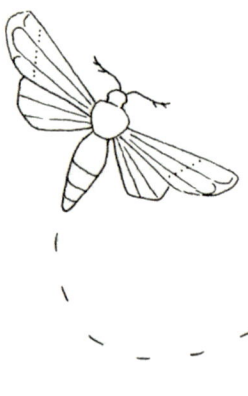

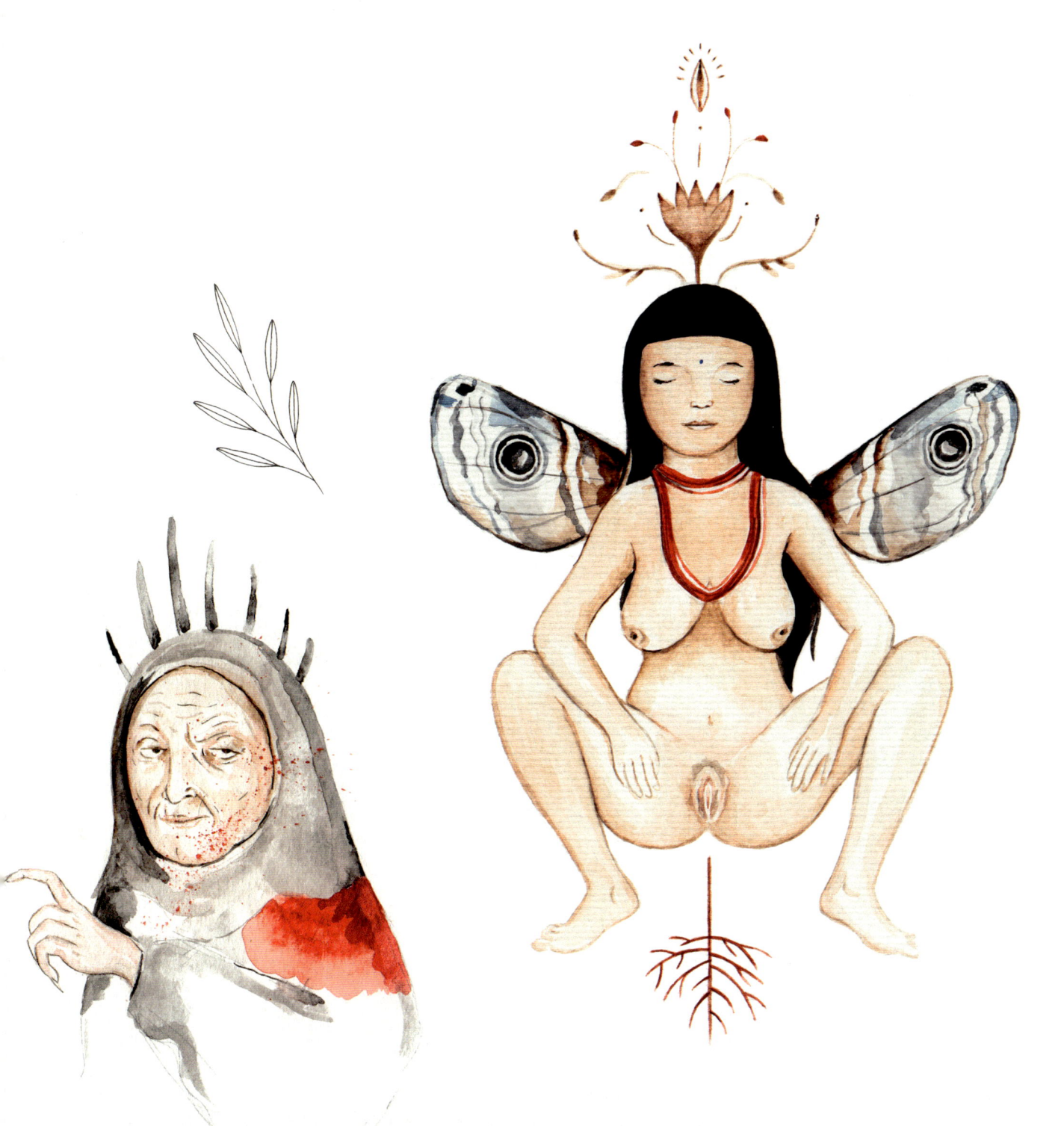

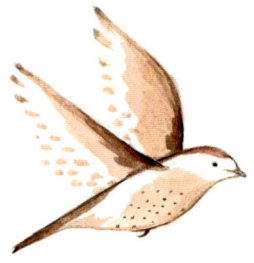

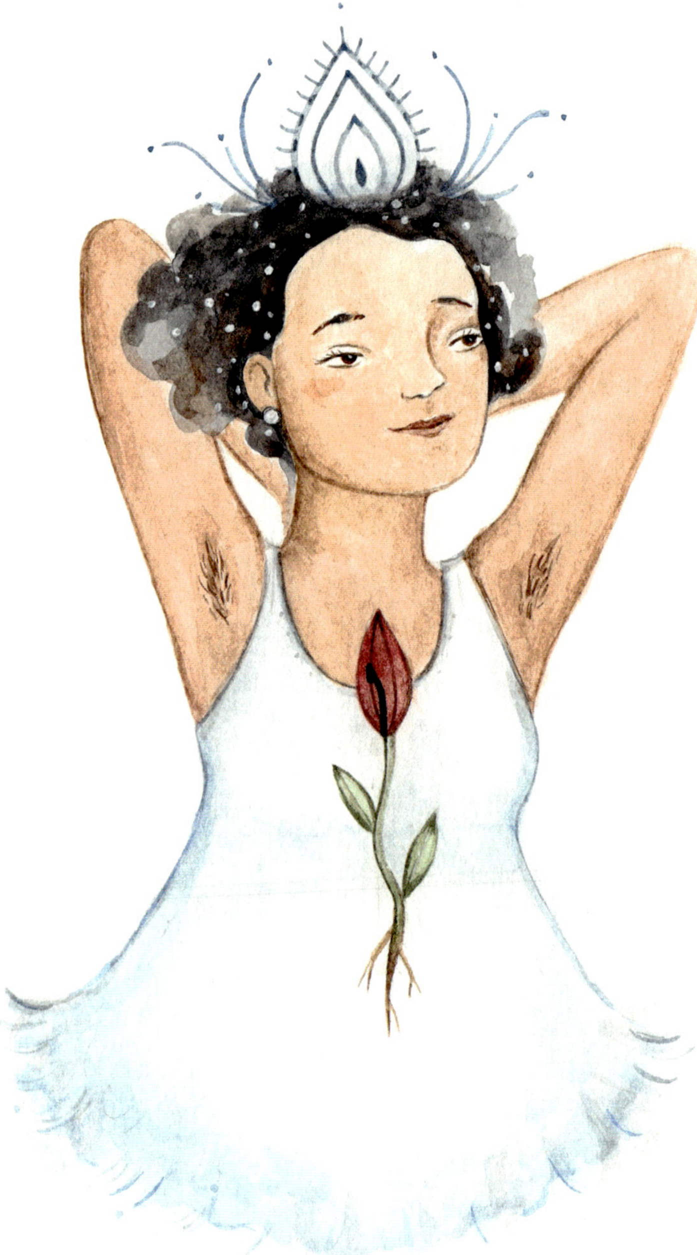

Depois, o sangramento vai indo embora, e quem aparece é a Lua Crescente, como um botão de flor, como uma manhã de primavera com perfumado frescor. Ela é como uma princesa alegre e bondosa, com vestido prateado reluzente, estilhaços de estrelas nos cabelos, olhos de crepúsculo cintilante. Com um sorriso encantado, ela é muito esperta, curiosa e adora aprender coisas novas.

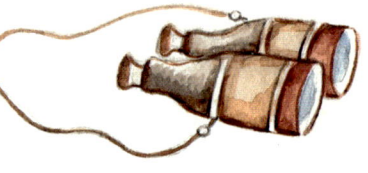

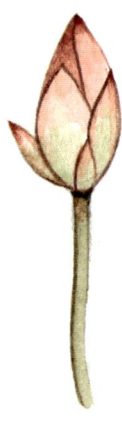

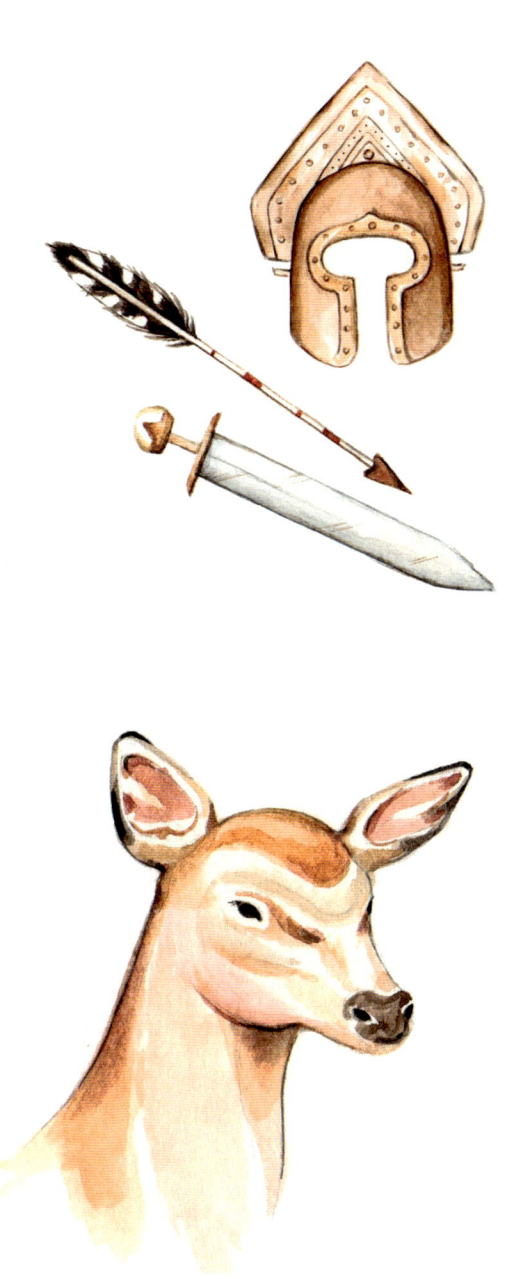

Às vezes, essa Lua Crescente troca
o longo e delicado vestido por
uma armadura, arco e flechas,
ou espada; como uma forte,
decidida e corajosa guerreira.

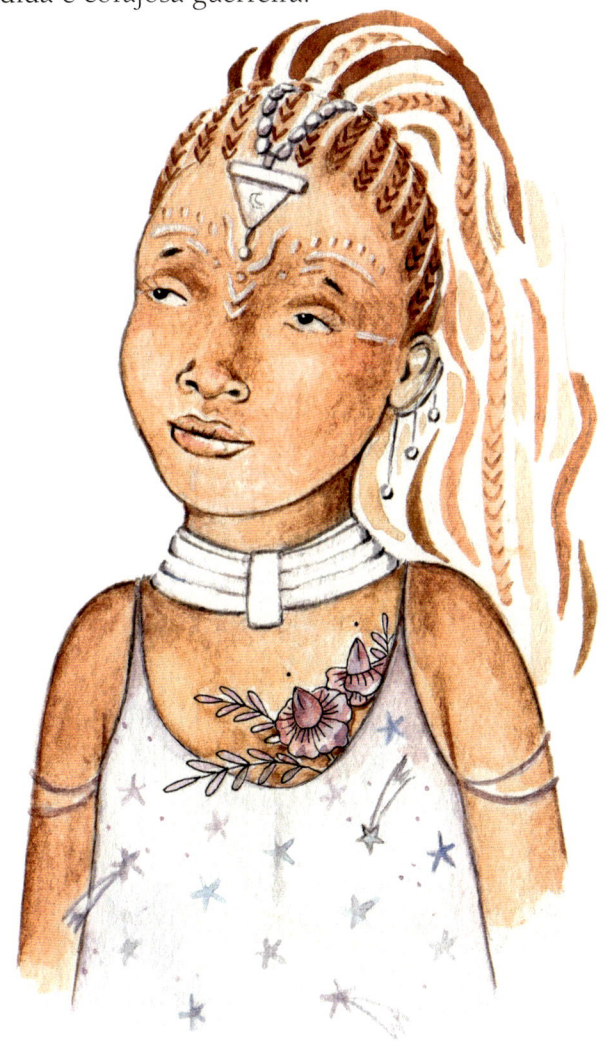

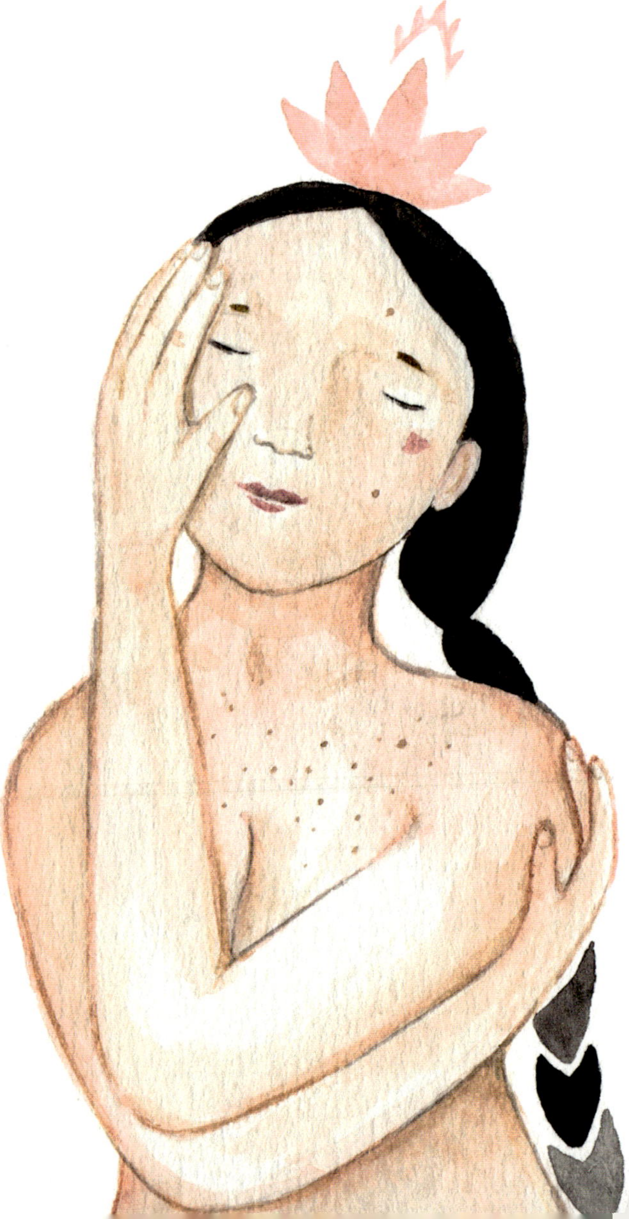

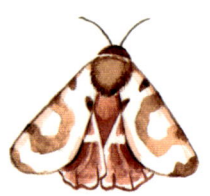

A Lua Cheia é a próxima, luminosa como o sol do meio dia, brilhante como o verão e deslumbrante como uma flor que desabrocha. Ela te entrega a semente fértil da vida, junto à ovulação. Reluzente, ela é como a mãe amorosa que, com seu largo quadril, seios fartos e longos cabelos trançados, ensina sobre cuidar, acolher e compartilhar.

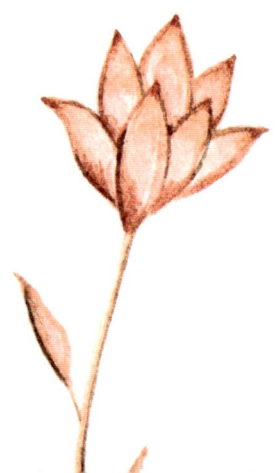

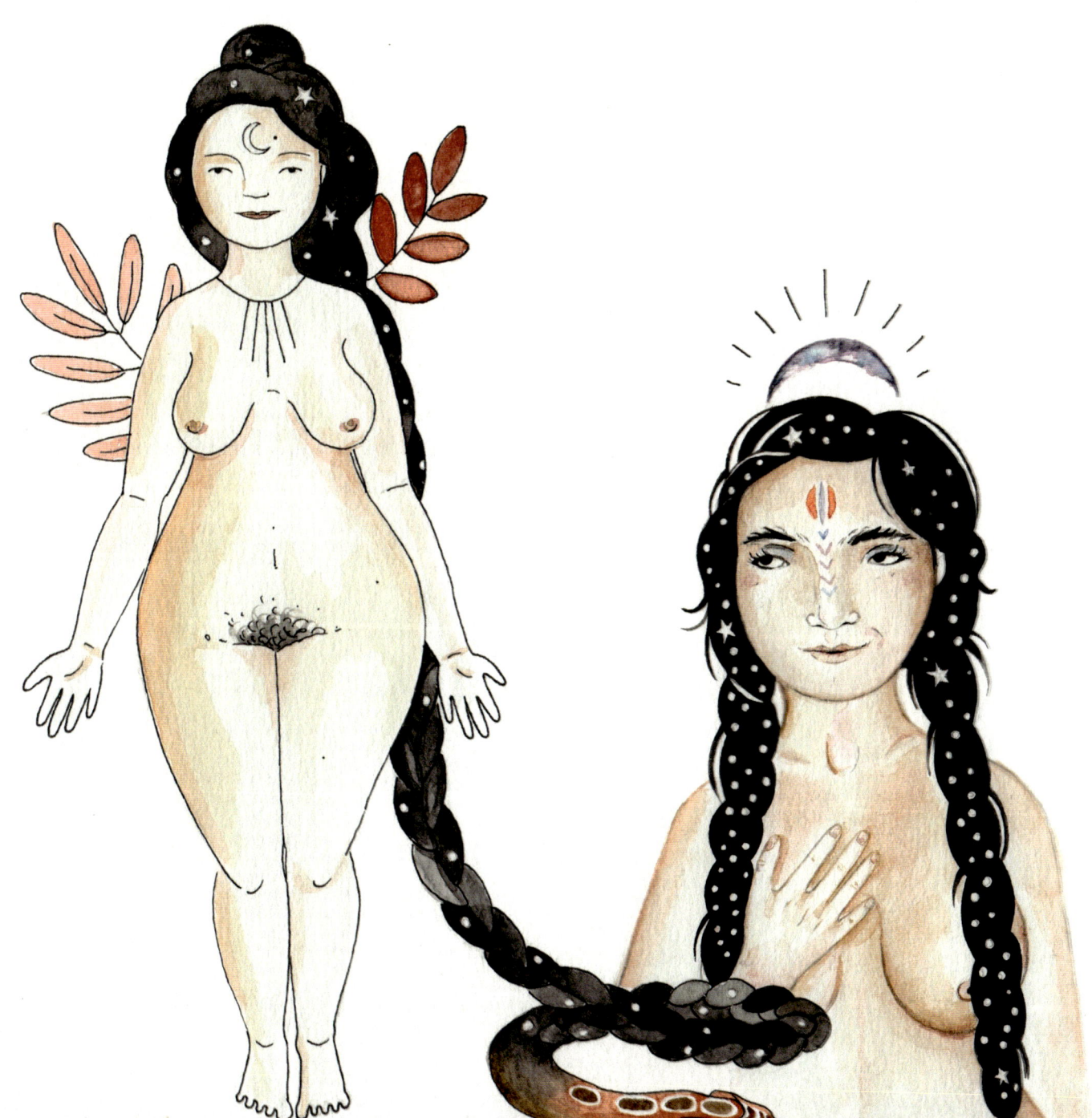

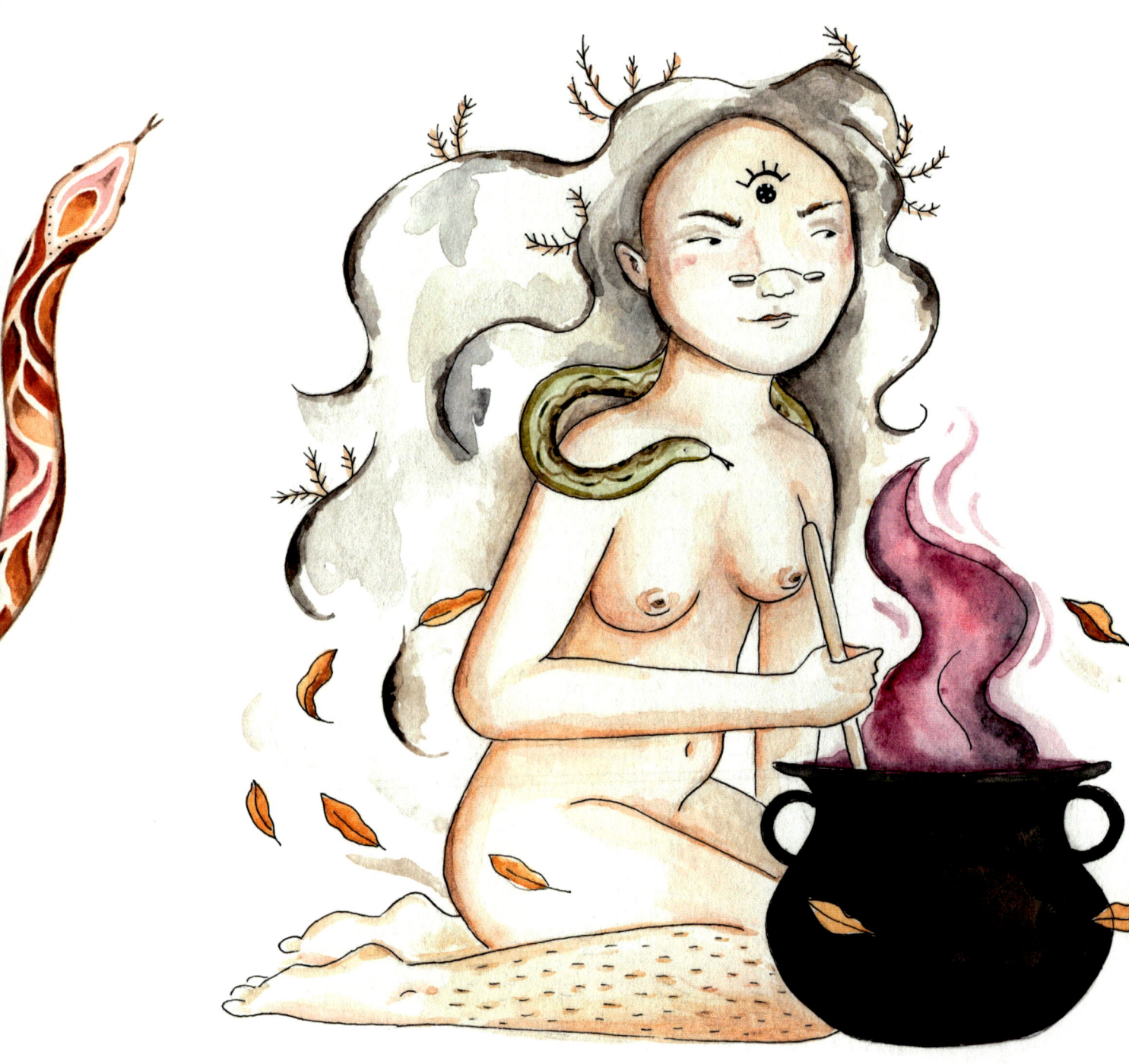

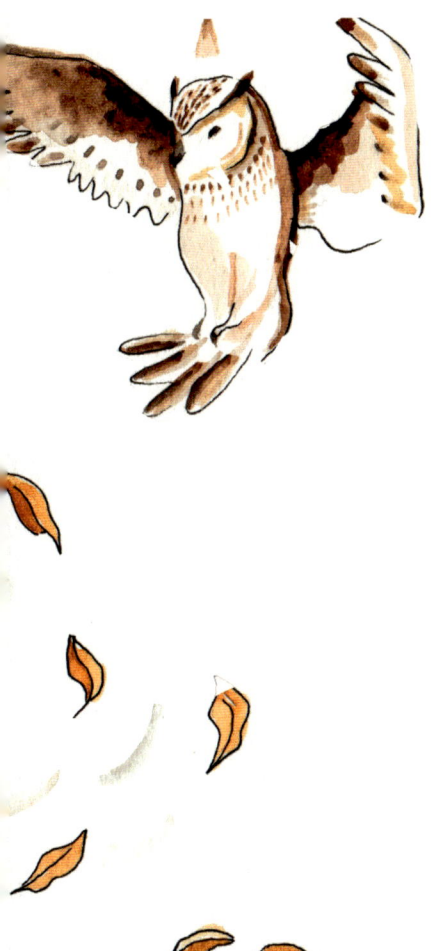

Por último, vem a Lua Minguante, como o outono depois do verão, como uma flor que deixa cair suas pétalas secas ao chão, como o entardecer depois de um lindo dia de sol. Dizem por aí que ela é como uma poderosa feiticeira, que por ser discreta e introspectiva, sempre foi muito julgada. Mesmo com seu lindo coração ela tem uma beleza por poucos notada, mas não se importa com a opinião dos outros. É a alquimista, aquela que já viu de tudo um pouco e entende como ninguém sobre a magia e os encantos da vida.

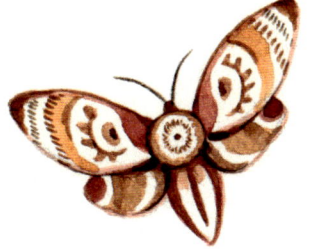

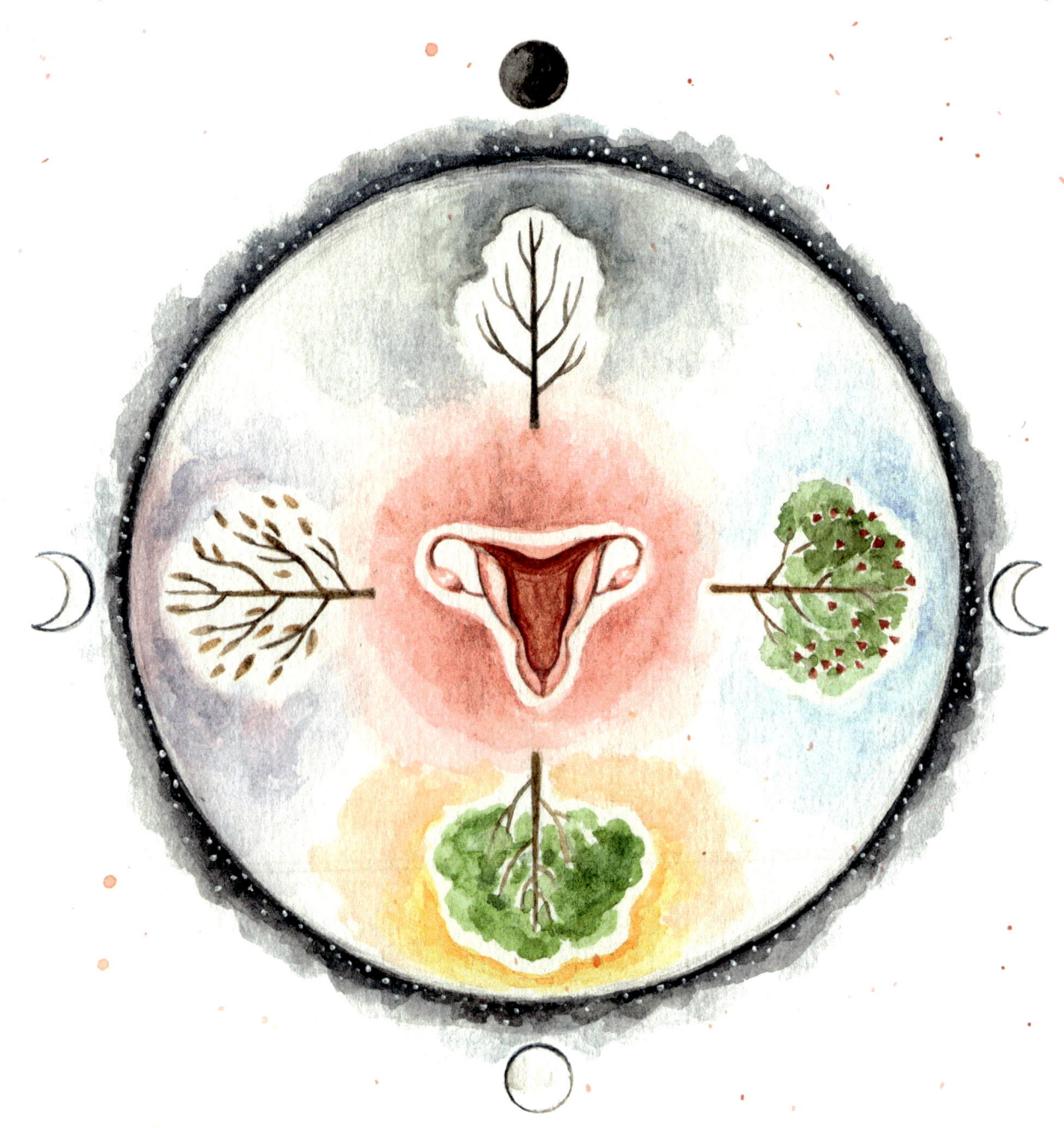

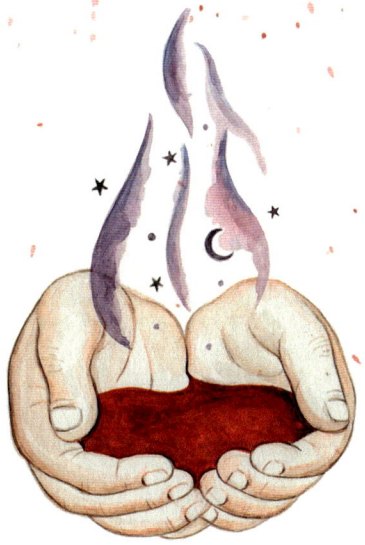

— Sou um pouco de todas elas. — Disse a Menina. — Às vezes só quero ficar como a feiticeira, quieta e calada, sozinha no meu canto; outras fico abraçando todo mundo como essa Lua Cheia; tem dia que eu acordo tagarela e dou gargalhada de tudo, como a princesa… Ah, tem dia também que não estou para brincadeira e fico como a guerreira!

— Isso mesmo, muitas em uma. Quando o sangue voltar, tudo recomeça. Assim são os ciclos aí dentro e lá fora, acontecendo nesta orquestra tão perfeita da natureza.

— Mas Vó… esse sangue ainda me assusta.

— Existem muitas histórias antigas sobre a menstruação. Acredita-se que seu sangue possui um poder mágico. — Disse a Avó, com um brilho especial nos olhos, como se contasse o mais valioso segredo.

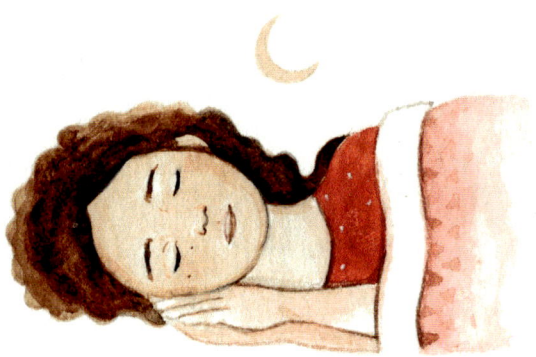

— Hum, a amiga da amiga da amiga da minha mãe diz que não gosta de sangrar porque ela sente sono, dor de cabeça, cólica e também dor nas costas. Um dia ela contou que nem conseguiu ir trabalhar só porque estava menstruada. Será que a gente está falando da mesma coisa mesmo?

— Sim… — Respondeu a Avó com um sorriso compassivo. — Essas histórias antigas sobre o poder do nosso sangue se perderam há milênios. Eu, velha como sou, penso que no fundo todas as mulheres guardam esses saberes, mas se esqueceram e estão a relembrar. É comum que as mulheres se sintam assim, mas pode ser diferente, pode ser muito diferente.

— Me conta mais sobre esses poderes mágicos? Estou curiosa!
— Sim, claro! A primeira coisa que você deve se lembrar é que, quando a sua Lua chegar, você precisa descansar mais, dormir, se recolher, buscar ficar mais quietinha e em silêncio, como aquela Lua Nova que eu te contei, lembra?

— Sim, lembro! Mas, no mundo em que eu vivo, dizem que eu preciso ir à escola! Lá de onde você vem é diferente?

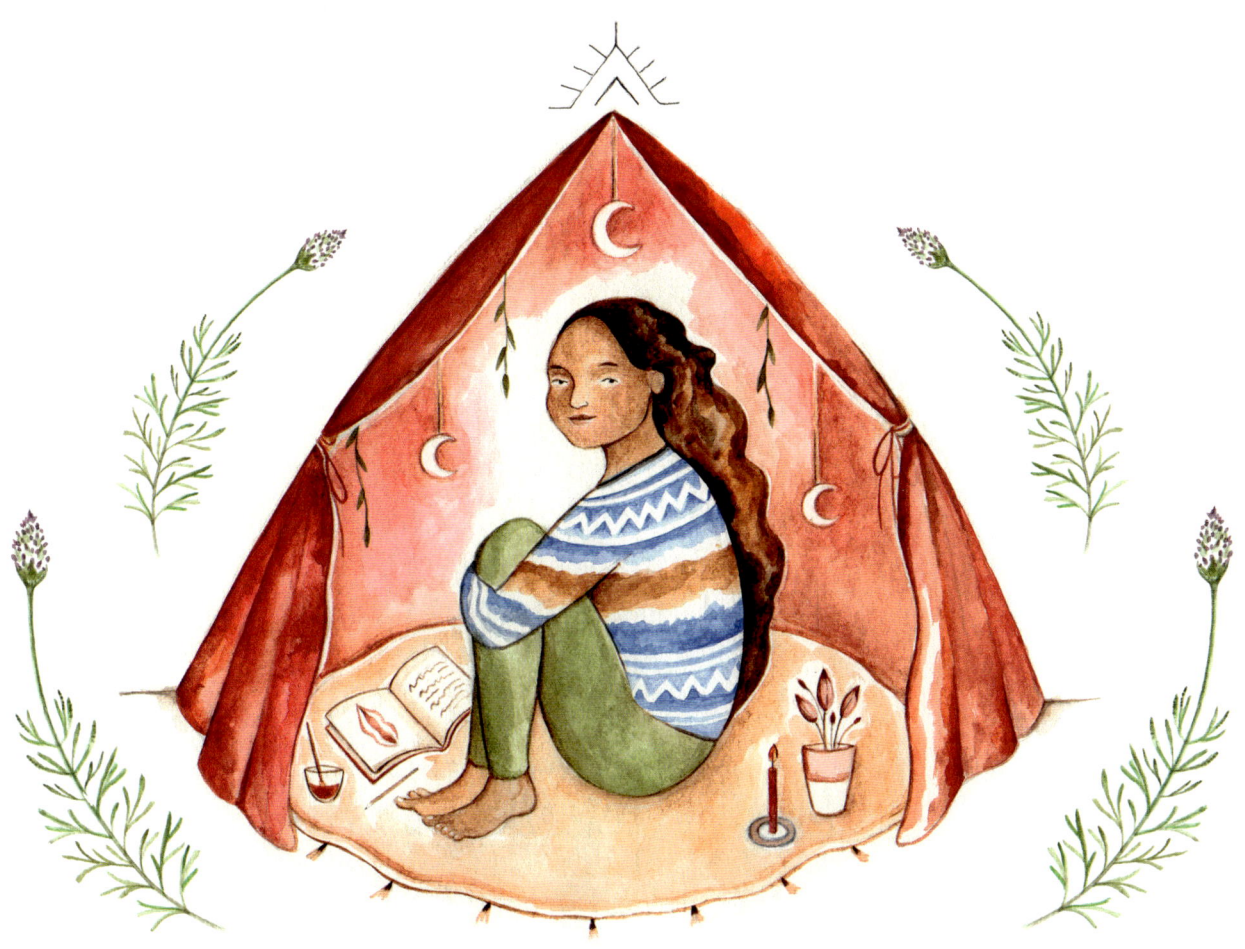

— Em algumas tradições antigas, as mulheres ficavam livres de toda e qualquer obrigação quando estavam menstruadas. Elas tiravam este tempo só para si mesmas. Isso não quer dizer que você vai usar este argumento como desculpa para não fazer o que for necessário, né? — A Menina deu aquele sorriso amarelo como quem já tivesse um plano inteiro na cabeça.

A Avó sorriu carinhosa e continuou:
— Todas as vezes que o seu sangue vier, experimente fazer o exercício de recordar-se sobre o que aconteceu no ciclo, ou seja, desde o último sangramento. Você pode anotar, escrever ou desenhar, se quiser.
Isso te ajudará a finalizar os seus ciclos. O sangue pode limpar seu mundo de dentro levando com ele as tristezas, os medos, rancores… tudo aquilo que você não mais necessita.

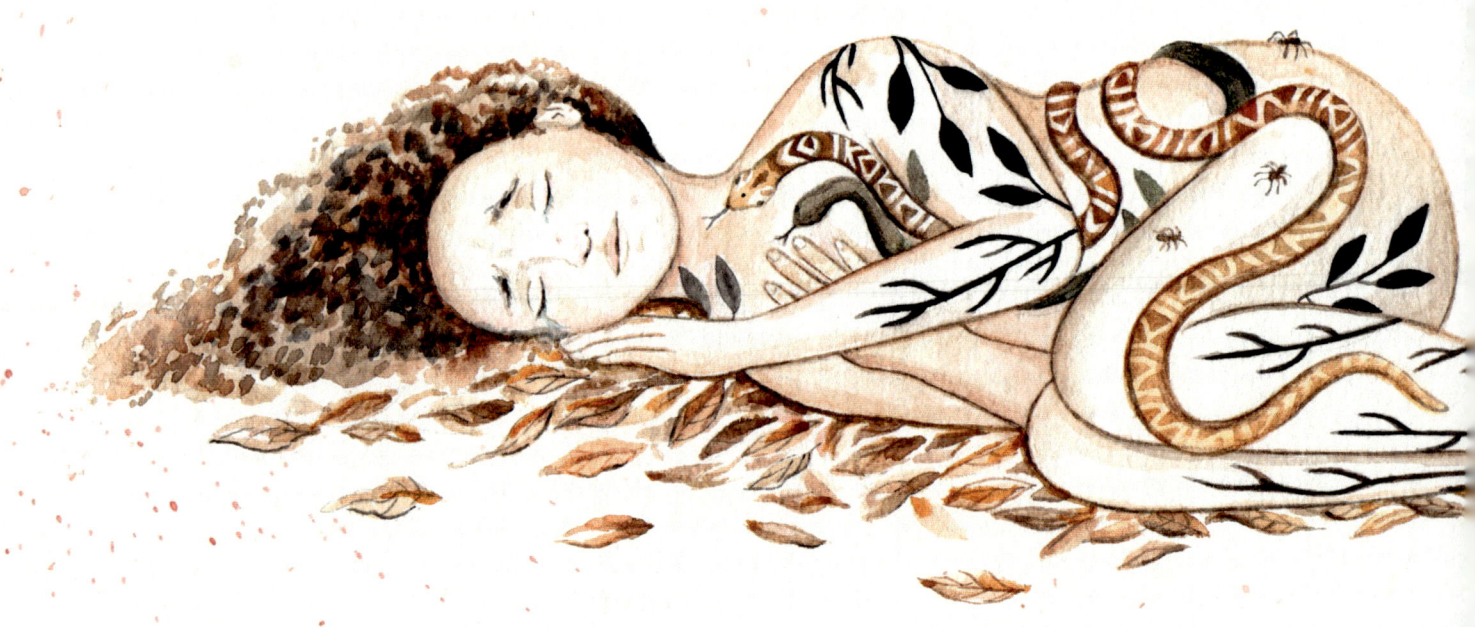

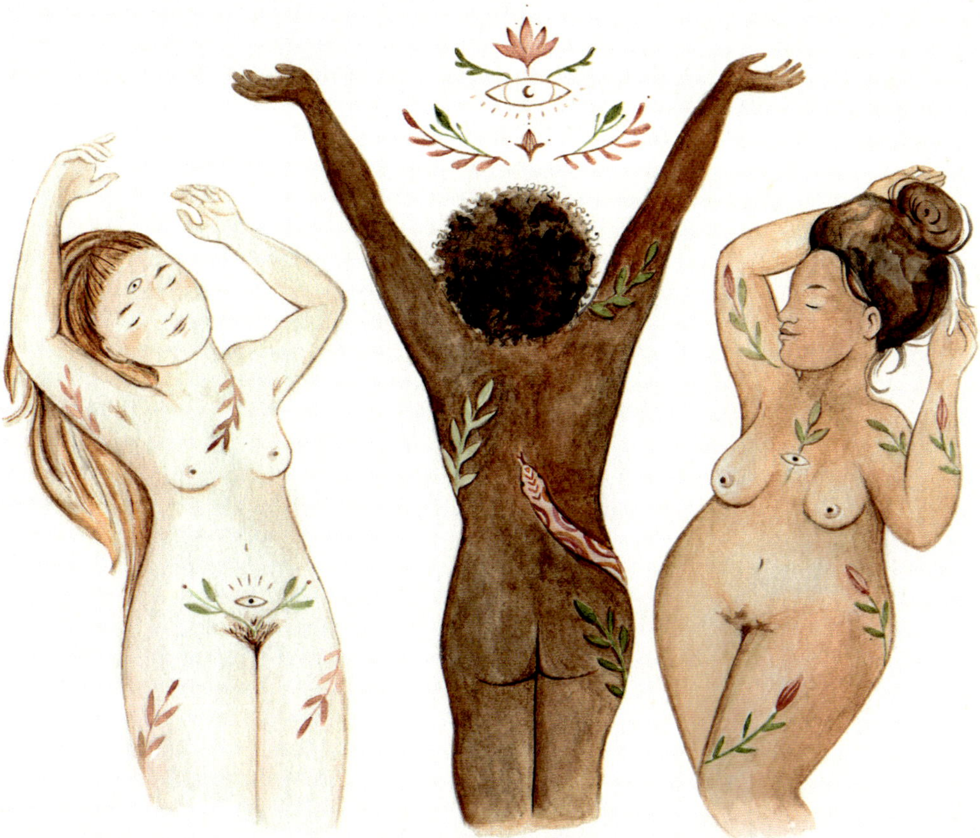

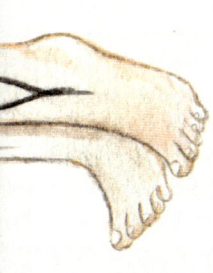

Lembre-se também de agradecer pelas coisas boas que te aconteceram, por todos os aprendizados, e não deixe de refletir sobre o que você quer que seja diferente neste ciclo que se inicia, sabendo, claro, que a mudança sempre começa aí, dentro de você! — Falou a Avó, apontando ao coração da Menina que batia acelerado! — A sua Lua te ensinará a confiar na intuição para, na escuridão, enxergar, trazer a sabedoria de se recolher para poder se expandir, e de morrer para depois renascer.

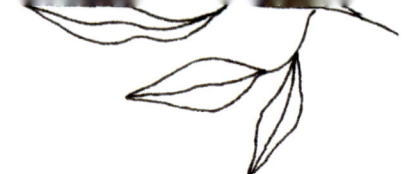

— Mas, e aquelas dores todas?

— Elas podem acontecer um pouco antes ou durante a sua Lua. Para melhorar, ouça o seu corpo, isso irá te ajudar a ficar bem. Às vezes ele pede uma massagem nos pés ou um chazinho reconfortante, às vezes uma bolsa de água quente no ventre, ou uma caminha gostosa. Pode ser que o seu corpo te peça para soltar um choro engasgado, ou um abraço carinhoso de alguém que você precisa perdoar. Lembre-se: dê ao seu corpo o que ele te pede.

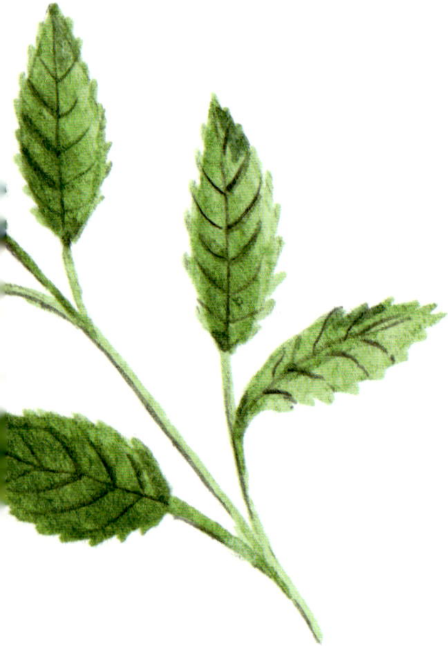

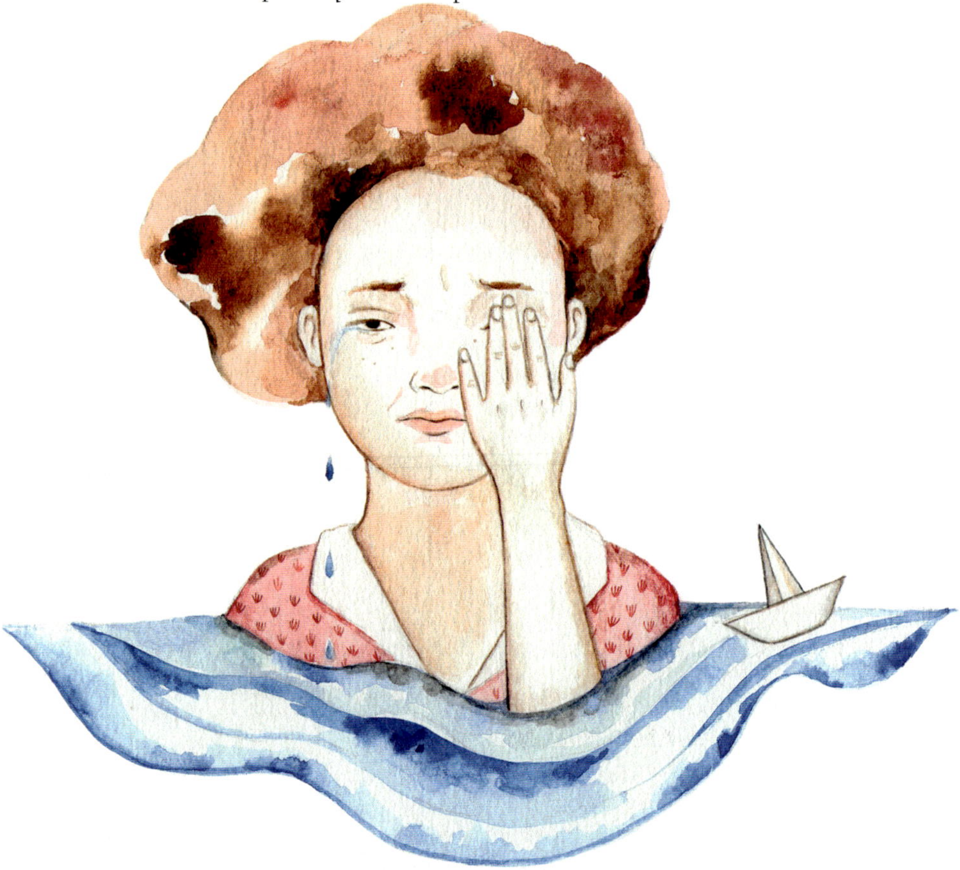

— Nossa, agora deu até vontade de receber a minha Lua só para fazer todas essas coisas boas. Mas, Vó, disseram-me também que depois que essa Lua chegar eu posso me tornar mãe. Sei não, me sinto ainda tão criança!

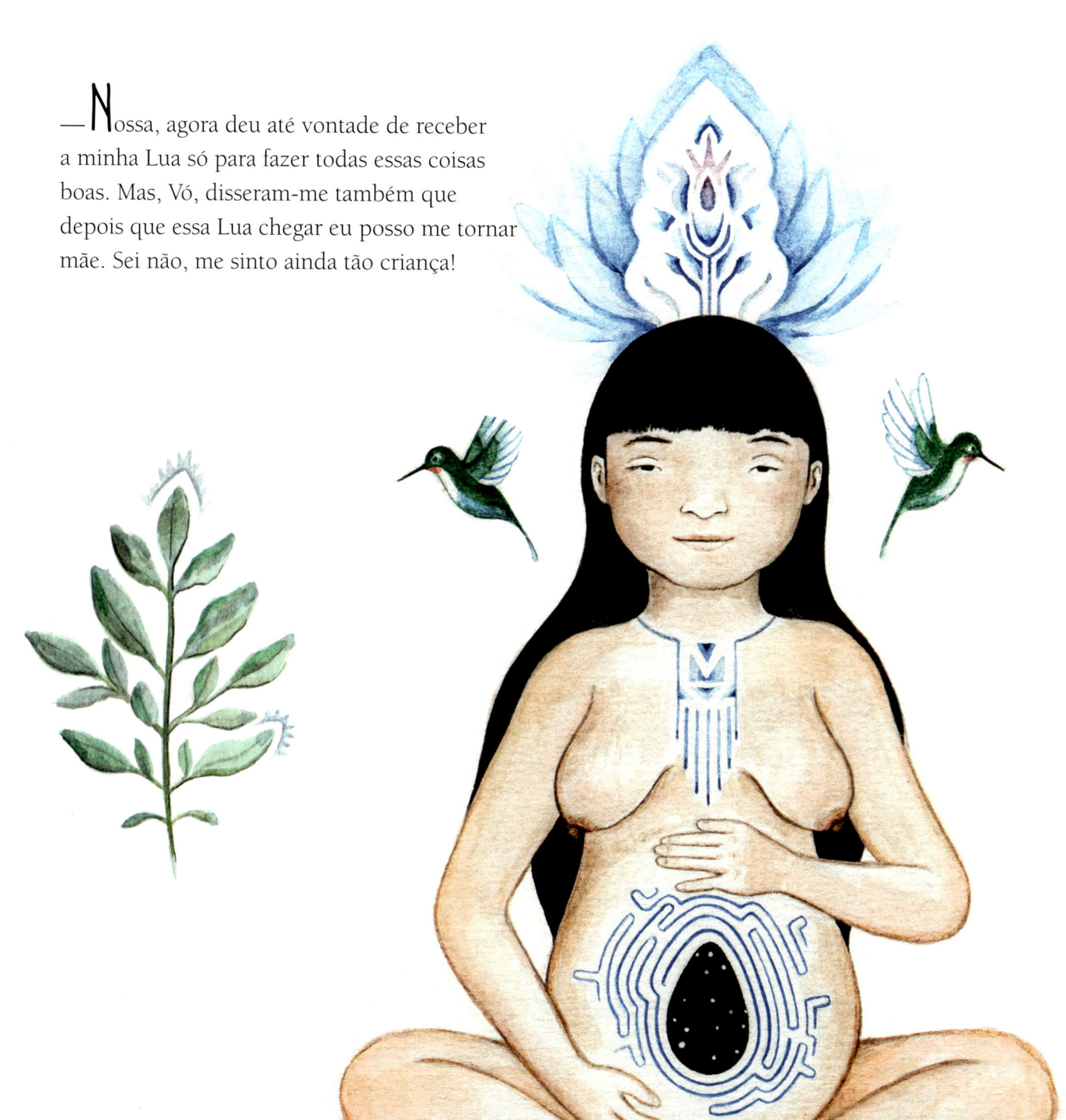

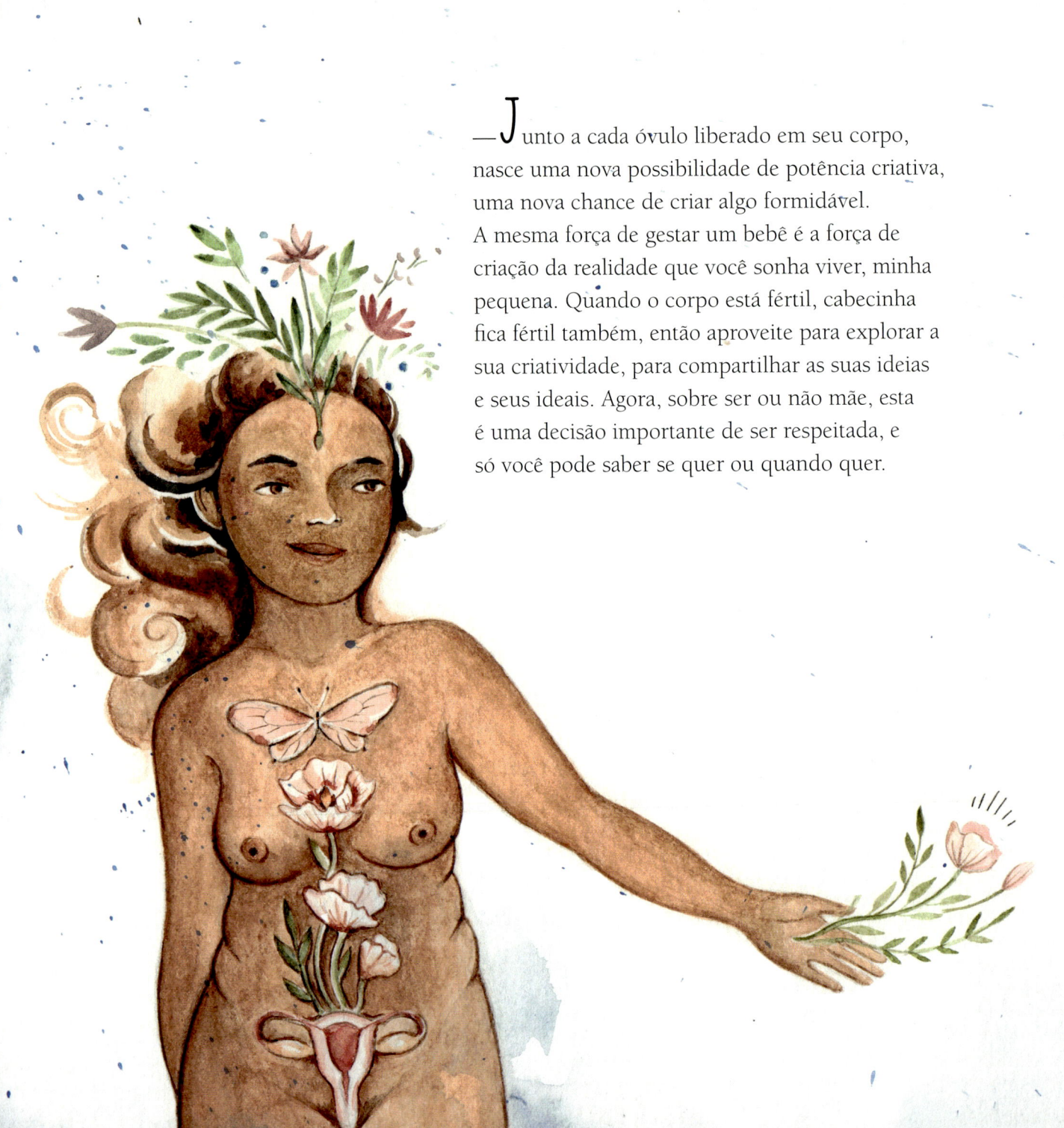

—Junto a cada óvulo liberado em seu corpo, nasce uma nova possibilidade de potência criativa, uma nova chance de criar algo formidável. A mesma força de gestar um bebê é a força de criação da realidade que você sonha viver, minha pequena. Quando o corpo está fértil, cabecinha fica fértil também, então aproveite para explorar a sua criatividade, para compartilhar as suas ideias e seus ideais. Agora, sobre ser ou não mãe, esta é uma decisão importante de ser respeitada, e só você pode saber se quer ou quando quer.

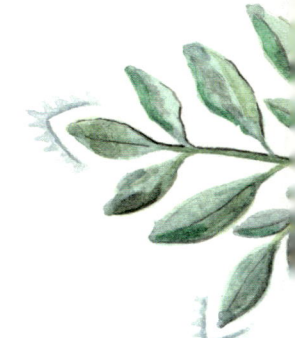

— Dizem que antes de sangrar existe uma tal de TPM, que deixa as mulheres tristes e bravas. Honestamente, não consigo entender o porquê de tudo isso… Não é muito justo menstruar!

— É uma grande bênção, sabia? TPM é "Tensão pré-menstrual", porém, eu a chamo de "Tempo para meditar"! Ela acontece na última fase do ciclo, lembra qual é?

— Lembro sim. Aquela da misteriosa feiticeira?
— Ela mesmo! A feiticeira mostra aquela parte de nós que a gente não gosta de olhar ou não quer ver. Parece algo ruim mas não é, porque quanto mais você se conhece, mais se torna quem você realmente é e pode ser! Lembre-se, logo depois da TPM, vem a sua Lua para te ajudar a transformar todas essas folhas secas do outono em adubo para a terra florescer em uma nova primavera. Assim, caminhando com os ciclos, nos tornamos cada vez mais sábias!

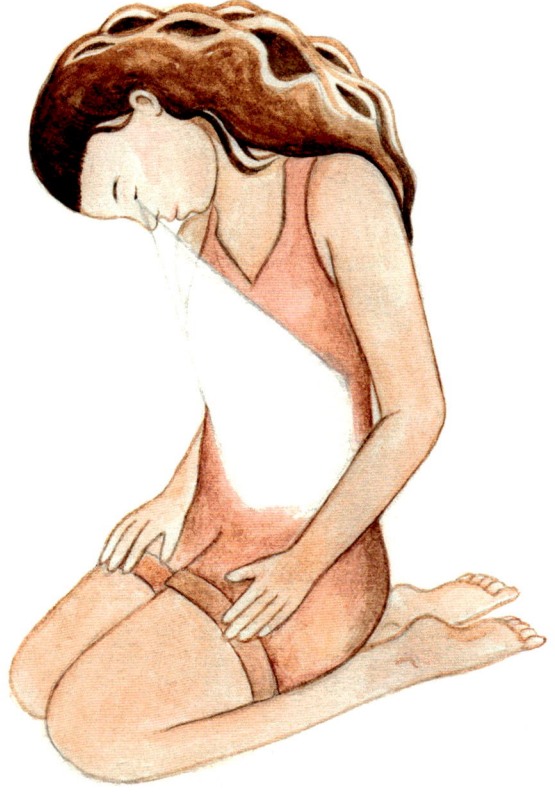

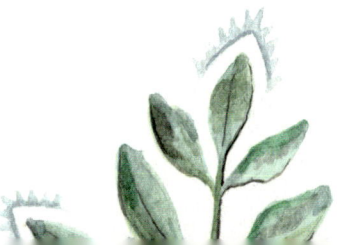

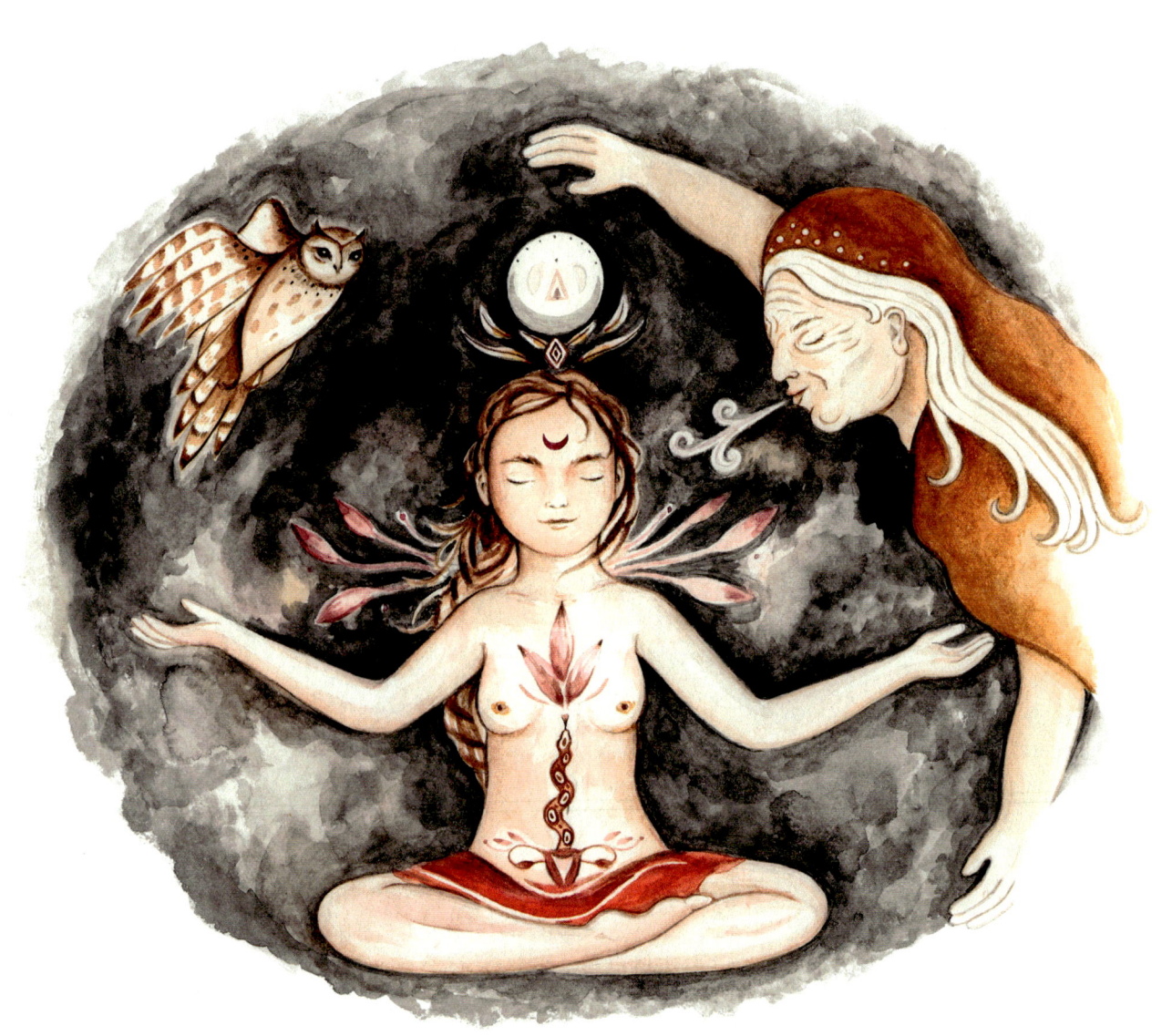

— Então, é hora de crescer? — Perguntou a Menina com uma vozinha inocente.
— Sim, a seu próprio tempo, sem largar a mão da pequena menina que seguirá sempre aí. Você cresceu, e continuará crescendo, para que junto à Lua Nova você caminhe sobre suas próprias pernas e encontre seu lugar no mundo. Para que junto à Lua Crescente você transforme o seu entorno, com consciência e responsabilidade de seu poder. Para que junto à Lua Cheia você possa encontrar o prazer, se relacionar, conhecer as emoções e humanidades. Para que junto à Lua Minguante você possa desfrutar de toda a magia desta existência, em seu corpo e seus mistérios! Você levará o tempo dos tempos aí dentro, para que possa pisar com beleza, humildade e respeito sob o solo desta nossa Mãe Terra.

— Agradeço sua vinda, minha avó. Me sinto mais segura agora. — Disse a menina-mulher, com olhar confiante, sorriso e peito abertos.

— Vamos, seguro sua mão! Aqui iniciamos uma linda travessia, de descobertas e aventuras, onde você se torna a heroína protagonista de sua própria jornada.

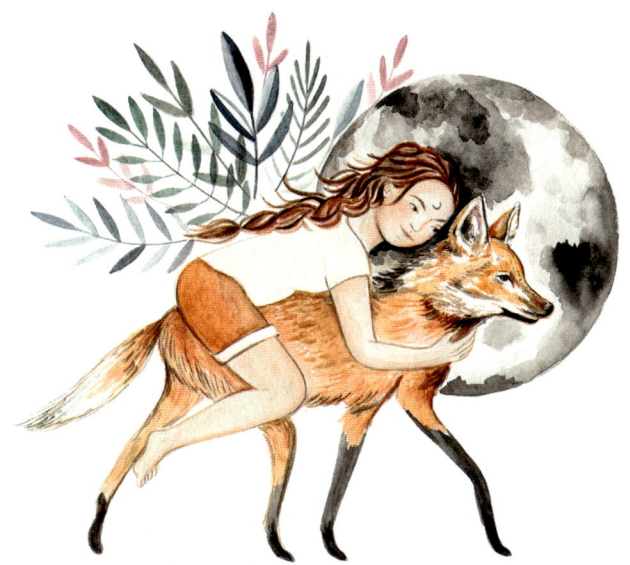

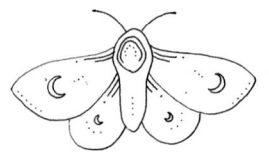

Agradeço ao meu pequeno Bento,
ao meu companheiro Otto,
e aos meus ancestrais.

Agradeço aos meus bebês, que viraram estrelas
antes de deixarem de serem estrelas.

Ao grande mistério,
que me soprou as palavras desse livro
em sonhos e sussurros.

DANZAMEDICINA.NET

Quer saber mais sobre como se conectar com a sua menstruação? Acesse pelo QR Code que tenho dicas ótimas para te dar!

Abraços, Morena Cardoso

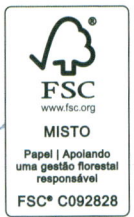
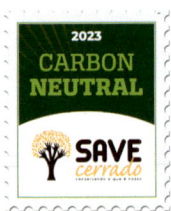

editoraletramento
editoraletramento.com.br
editoraletramento
company/grupoeditorialletramento
grupoletramento
contato@editoraletramento.com.br

editoracasadodireito.com
casadodireitoed
casadodireito

Copyright © 2019 by Editora Letramento
Copyright © 2019 by Morena Cardoso
Copyright das Ilustrações © 2019 by Julia Vargas

Diretor Editorial | Gustavo Abreu
Diretor Administrativo | Júnior Gaudereto
Diretor Financeiro | Cláudio Macedo
Logística | Vinícius Santiago
Comunicação e marketing | Giulia Staar
Editora | Laura Brand
Assistente Editorial | Carolina Fonseca
Revisão | Lorena Camilo & Nathan Matos
Designer Editorial | Luís Otávio Ferreira & Gustavo Zeferino

Todos os direitos reservados.
Não é permitida a reprodução desta obra sem aprovação do Grupo Editorial Letramento.

Dados Internacionais de Catalogação na Publicação (CIP) de acordo com ISBD

C268m   Cardoso, Morena
            A menina que virou Lua / Morena Cardoso ; ilustrado por Julia Vargas. - Belo Horizonte : Letramento, 2019.
            36 p. : il. ; 21cm x 21cm.

            ISBN: 978-85-9530-284-6

            1. Literatura infantojuvenil. I. Vargas, Julia. II. Título.

2019-1275   CDD 028.5
                                               CDU 82-93

Elaborado por Odilio Hilario Moreira Junior - CRB-8/9949

Índice para catálogo sistemático:
1. Literatura infantojuvenil 028.5
2. Literatura infantojuvenil 82-93

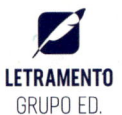

LETRAMENTO
GRUPO ED.

Rua Magnólia | 1086 | Bairro Caiçara
Belo Horizonte - Minas Gerais
CEP 30770-020 | Telefone 31 3327-5771